AF296702

INFLUENCE DE LA GROSSESSE

SUR LA

MARCHE DE LA SCLÉROSE

DE L'OREILLE MOYENNE

PAR

Le Docteur René HELOT

PARIS

G. STEINHEIL, ÉDITEUR

2, RUE CASIMIR-DELAVIGNE, 2.

1900

R. F.

INFLUENCE DE LA GROSSESSE

SUR LA MARCHE DE LA SCLÉROSE

DE L'OREILLE MOYENNE

INFLUENCE DE LA GROSSESSE

SUR LA

MARCHE DE LA SCLÉROSE

DE L'OREILLE MOYENNE

PAR

Le Docteur René HELOT

PARIS

G. STEINHEIL, ÉDITEUR

2, RUE CASIMIR-DELAVIGNE, 2.

1900

A LA MÉMOIRE DE MON GRAND-PÈRE

M. le Dr Jules HELOT

CHIRURGIEN DES HÔPITAUX DE ROUEN, CHEVALIER DE LA LÉGION D'HONNEUR

A LA MÉMOIRE DE MON PÈRE

M. le Dr Paul HELOT

CHIRURGIEN DES HÔPITAUX DE ROUEN

INTRODUCTION

Les accoucheurs savent depuis longtemps que les femmes enceintes sont exposées à des troubles de l'ouïe : « On peut rencontrer dans l'état puerpéral trois variétés « de surdité, écrit Hervieux, dans son *Traité des Mala-* « *dies puerpérales* (1). La première est liée à la grossesse « et on peut la classer parmi les troubles nerveux sympa- « thiques, observés si fréquemment et en si grand nombre « dans le cours de la gestation. La deuxième, la surdité « albuminurique, est symptomatique de la maladie de « Bright. La troisième variété de surdité, que j'ai fré- « quemment observée à la Maternité, est celle qui appa- « raît dans le cours des affections puerpérales graves ».

Ces trois variétés de surdité intéressent peu le spécialiste : elles ne présentent rien de particulier et disparaissent généralement avec la cause qui leur a donné naissance.

Il existe une autre variété de surdité d'origine gravidique dont ne parle pas Hervieux et c'est la plus grave, à notre avis : c'est la surdité survenant après l'accouchement, à la suite d'une grossesse ayant évolué normalement sans albuminurie et sans complication. Nous nous occuperons seulement ici de cette surdité. Les

(1) Page 978.

lésions constatées à l'examen de l'oreille sont celles de la sclérose de l'oreille moyenne.

Nous n'avons pas l'intention de faire une étude de cette affection. Notre but est de montrer, à l'aide de documents cliniques, la marche plus rapide de cette maladie, par suite de son association à l'état puerpéral.

Dès le début de nos études médicales, nous avons été initié, par notre père, le Dr Paul Helot, à l'étude des affections du larynx, du nez et des oreilles. Après que la mort nous l'eut enlevé si rapidement, voulant suivre la route qu'il nous avait tracée, nous nous sommes adressé à ses amis les Drs Lubet-Barbon et Alfred Martin, qui ont bien voulu nous admettre à leur clinique, il y a bientôt quatre années. Nous leur devons une reconnaissance toute spéciale pour le généreux accueil qu'ils nous ont fait, les leçons qu'ils nous ont données et les conseils qu'ils n'ont cessé de nous prodiguer. Leurs assistants, les Drs Weismann, Furet et Sarremone, nous ont guidé de leurs excellents conseils, nous tenons à les en remercier.

C'est à Rouen que nous avons commencé nos études, nous sommes heureux de pouvoir adresser ici nos remerciements à tous ceux qui se sont intéressés à nous. A M. le Dr Gargam, notre premier maître dans les hôpitaux, qui nous a toujours témoigné la plus grande bienveillance. A MM. les professeurs Cerné et Olivier, dans le service desquels nous avons passé successivement une année. Nous avons suivi à l'Ecole de médecine de Rouen les cours de MM. Bataille, Blanche, Brunon, Delabost, François Hue, Leudet, Nicolle, Martin, Pennetier, Tinel.

Que tous nos maîtres reçoivent ici l'assurance de notre reconnaissance et nos remerciements.

Que M. le Dr Broca, dont nous avons été l'élève, veuille bien agréer l'expression de notre gratitude.

Nous devons remercier d'une façon toute particulière M. le Dr Lepage. Pendant notre séjour dans son service, sachant que nous étions l'élève de M. Lubet-Barbon, avec lequel il avait souvent parlé de l'influence de la grossesse sur la sclérose de l'oreille moyenne, il nous donna l'idée de faire ce travail.

Nous remercions également M. le Dr Potocki, de l'hospitalité aussi large que bienveillante qu'il nous a offerte dans son service de l'asile Michelet où nous avons recueilli quelques observations.

En entrant dans la profession médicale, nous ne saurions oublier les bons exemples que nous offre l'honorable carrière de notre grand-père, de notre père, de nos oncles, le Dr Charles Helot (de Bolbec), et le Dr Tinel.

Notre beau-frère, le Dr Paul Houdeville, nous a prodigué, pendant le cours de nos études, ses excellents conseils ; qu'il reçoive ici l'assurance de notre bien vive affection.

Nous prions M. le professeur Pinard de vouloir bien agréer l'hommage de notre respectueuse reconnaissance pour l'honneur qu'il nous a fait en acceptant de présider notre thèse.

CHAPITRE PREMIER

Historique.

___

Depuis Hippocrate (1) qui avait signalé la suppression des lochies comme une cause de cophose, beaucoup de médecins ont remarqué que la grossesse s'accompagnait souvent de troubles de l'ouïe.

Goubelly (2), Scanzoni (3), Tiedmann (4), Lever (5), Cazeaux (6) en rapportent des observations.

Dans son *Traité de l'apoplexie* paru en 1812 (7), Portal, voulant montrer la nécessité de pratiquer la saignée pendant la gestation, rapporte le fait suivant. C'est une femme qui, à une première grossesse, était devenue sourde d'une oreille ; elle devient enceinte une seconde fois, surdité des deux oreilles. A sa troisième grossesse elle perd

(1) Hippocrate, *OEuvres complètes*. Traduction de Littré. *Des maladies des femmes*. Livre I, tome VIII, p. 101.

(2) Goubelly, 1785. *Connaissances nécessaires sur la grossesse et les maladies laiteuses*, etc.

(3) Scanzoni, Fragments de gynécologie. *Journal médical de Wurzbourg*, 1860, chap. I.

(4) Tiedmann, *Zeitschrift f. die physiologie*, vol. I, p. 272.

(5) Lever, Recherches sur les troubles nerveux liés à la grossssesse et à l'accouchement, *Guy's hospital reports*, 1817, 2me série, t. V, p. 18.

(6) Cazeaux, *Traité théorique et pratique de l'art des accouchements*, 1858, p. 312.

(7) Portal, *Traité de l'apoplexie*, 1812, p. 212.

la vue. Mais devenue enceinte pour la quatrième fois elle est saignée et il ne survient aucun incident (1).

La plupart de ces accoucheurs donnent le nom de surdité nerveuse à la diminution de l'ouïe survenant pendant la grossesse. Rappelons qu'il n'y a pas longtemps qu'on appelait encore nerveuses, les maladies qu'on ne connaissait pas et on sait aujourd'hui que la plupart des prétendues surdités nerveuses sont des affections de l'oreille moyenne.

Presque tous les médecins qui se sont occupés des maladies des oreilles, sont d'accord pour trouver à la grossesse une mauvaise influence sur l'audition.

Saissy (2), Schmalz (3), Itard (4), Triquet (5), Trœltsch (6), Toynbee (7) font rentrer la grossesse dans l'étiologie des affections des oreilles.

A une époque plus rapprochée de nous, Urbantschitsch dit : « Il n'est pas rare de voir une surdité s'accroissant d'une façon définitive avec chaque période puerpérale » (8).

MM. Guerder (9), Ladreit de Lacharrière (10), Polit-

<hr>

(1) On peut rapprocher cette observation de notre XXXIVme observation : dans laquelle la surdité et les bourdonnements ont été moins forts qu'aux autres gestations, à une dernière grossesse au cours de laquelle la femme a eu plusieurs hémorragies.

(2) Saissy, *Essai sur les maladies des oreilles*, p. 39 et p. 53, *Essai sur les maladies de l'oreille interne*, p. 22.

(3) Schmalz, *Traité de la conservation de l'ouïe*, Paris, 1839, p. 19.

(4) Itard, *Dictionnaire des Sciences médicales*, (Article Surdité).

(5) Triquet, *Traité pratique des maladies de l'oreille*, Paris, 1857, p. 236.

(6) Trœltsch, *Traité théorique et pratique des maladies de l'oreille*, Paris, 1870, p. 323.

(7) Toynbee, *Traité des maladies de l'oreille*, 1874, p. 380.

(8) Urbantschitsch, *Traité des maladies de l'oreille*, traduit par Calmettes, p. 396.

(9) Guerder, *Manuel pratique des maladies de l'oreille*, 1883, p. 53.

(10) Ladreit de Lacharrière, *Dictionnaire encyclopédique des sciences médicales* (Article Surdité), 1884, p. 518.

zer (1), Hartmann (2), Baratoux (3), Miot (4), Garnault (5), Gellé (6), admettent qu'un grand nombre de femmes font remonter les débuts de leur surdité à l'époque d'une grossesse et que c'est presque toujours une sclérose que l'on a noté dans ces cas.

Dans sa thèse, notre ami, le Dr Léopold Chauveau, faisant le tableau de la marche de l'otite moyenne sèche, montre l'influence des grossesses sur la rapidité de la marche de la maladie (7).

L'influence de la grossesse sur le sclérose de l'oreille moyenne est on le voit un fait admis généralement aujourd'hui et nous sommes loin du temps où Kramer pouvait écrire (8) à propos de l'hypoacousie de la gestation : « Ces « assertions fondées sur quelques coïncidences éven- « tuelles n'ont aucune réalité. Les observations de ce genre « ont été recueillies légèrement, sans critique suffisante, « on n'a pas examiné les oreilles avec le soin nécessaire, » aussi ne puis-je leur accorder une confiance entière ».

(1) POLITZER, *Maladies de l'oreille*, Traduction de Joly, 1884, p. 634.

(2) HARTMANN, *Les maladies de l'oreille et leur traitement*, traduit par le Dr Potiquet, 1890, p. 75.

(3) BARATOUX, Des affections auriculaires et de leurs rapports avec celles de l'utérus, *Trib. méd.*, 1879-1880.

(4) MIOT et BARATOUX, *Traité théorique et pratique des maladies de l'oreille et du nez*, 1884, p. 667.

« Certains états spéciaux, comme la grossesse, ont une action évidente sur la marche de l'otite sèche. Ainsi presque toutes les femmes atteintes de surdité se plaignent après l'accouchement d'une aggravation de leur infirmité avec augmentation de leurs bourdonnenss, et plusieurs en attribuent le commencement à une grossesse ».

(5) GARNAULT, *Précis des maladies de l'oreille*, 1895, p. 210.

(6) GELLÉ, *Précis des maladies de l'oreille*, 1885, p. 595 ; — *Dictionnaire de médecine et de chirurgie pratiques* (Article Surdité), p. 265.

(7) CHAUVEAU, *Étude critique des opérations pratiquées dans la caisse pour remédier à la surdité chez les sujets atteints d'otite chronique non suppurée*. Thèse de Paris, 1899.

(8) KRAMER, *Maladies de l'oreille*, 1848.

CHAPITRE II

L'audition et la grossesse. — La sclérose de l'oreille moyenne.

A la clinique de MM. Lubet-Barbon et Martin, nous avons toujours vu nos maîtres rechercher l'influence de la grossesse sur le début et la marche de la sclérose de l'oreille moyenne.

Nous nous sommes rendu compte que souvent la gestation modifiait l'audition : soit en favorisant l'apparition de la slérose ; soit en hâtant sa marche si elle existait déjà.

MM. Lepage et Lubet-Barbon, nous ont conseillé d'étudier ces faits. Dans ce but nous avons pratiqué, au point de vue de l'audition, l'examen de 885 femmes enceintes.

Les résultats obtenus dans cet examen, les faits recueillis dans les observations des malades atteintes de sclérose de l'oreille moyenne venant consulter à la clinique de MM. Lubet-Barbon et Martin, nous ont conduit à ranger dans deux classes différentes les modifications survenant dans l'appareil auditif par suite de la gestation.

1° *Troubles de l'ouïe passagers pendant la grossesse.* — Ils surviennent souvent chez des femmes qui étaient atteintes de surdité et de bourdonnements d'oreilles au moment de leurs règles. Ces troubles apparaissaient deux ou trois jours avant les époques pour disparaître dès que l'écoulement cataménial se produisait. Entre les règles pas de bruits subjectifs et d'hypoacousie, mais ces troubles se reproduisent régulièrement avec les règles. Devenues enceintes, l'audition de ces femmes diminue. Elles sont atteintes de tintements d'oreille, de dureté de l'ouïe, vers le troisième ou le quatrième mois de leur grossesse. Ces symptômes restent stationnaires ; disparaissent généralement quelques jours avant l'accouchement pour se reproduire à une grossesse suivante.

Nous avons observé une diminution de l'acuité auditive et des bourdonnements dans une proportion de cinq femmes sur cent. (1).

Ces symptômes se montrent à des degrés plus ou moins marqués : légers généralement, ils ont rarement une importance et une intensité assez grandes pour rentrer dans le cadre de la pathologie et nécessiter une intervention du médecin.

L'examen de l'audition pratiqué pendant la grossesse nous a fait diagnostiquer une lésion de l'oreille moyenne (2).

A l'inspection de la membrane, nous avons trouvé le tympan présentant généralement son brillant normal. La forme du triangle lumineux est souvent modifiée : ses

---

(1) Nous avons examiné 885 femmes enceintes : et nous avons trouvé 52 femmes présentant des bourdonnements et de la surdité pendant leur grossesse. Ces troubles ne sont généralement pas très grands. Nous ne publions que deux de ces 52 observations : les observations 33 et 34.

(2) Nous avons souvent trouvé un Rinne positif, l'audition aérienne étant peu diminuée ; la conduction osseuse étant normale.

bords ne sont pas toujours nettement délimités, il ne s'étend plus jusqu'à la périphérie de la membrane ou se trouve interrompu ; enfin il peut être à peine indiqué ou disparaître complètement.

Le manche du marteau apparaît en raccourci pendant que l'apophyse externe de cet os forme une saillie plus accusée.

Plus rarement nous avons observé un enfoncement de la membrane assez prononcé pour déterminer un pli postérieur.

L'examen de la trompe fait reconnaître une diminution de son calibre, sans aller toutefois jusqu'à l'obstruction complète.

Ces accidents disparaissent après la grossesse et n'intéressent pas les spécialistes ; nous les avons cités seulement pour qu'on ne les confonde pas avec les suivants qui sont beaucoup plus graves.

2° *Troubles de l'ouïe s'aggravant après la grossesse.* — Ces troubles apparaissent généralement après la grossesse, sans qu'il y ait eu de symptômes du côté des oreilles pendant la gestation ayant nécessité une intervention et qui puissent les faire prévoir. Ils s'aggravent malgré la disparition de la cause qui leur a donné naissance. La maladie suit son évolution, montrant ainsi, une fois de plus, que le vieil adage, si souvent répété, *sublata causa, tollitur effectus*, est soumis à d'incessantes exceptions.

Ces troubles de l'ouïe surviennent soit chez des femmes, qui présentaient antérieurement une audition normale, soit chez les malades dont l'ouïe était altérée depuis longtemps.

La surdité et les bourdonnements apparaissent ou augmentent à la suite d'une première grossesse.

L'affection progresse après les grossesses suivantes et d'une manière si régulière que, dans certains cas, M. Lubet-Barbon a cru devoir, pour conserver l'ouïe de ses malades, déconseiller une nouvelle grossesse.

Dans une observation, nous voyons qu'il ne se produit pas, à la suite d'un avortement de trois mois, d'aggravation de la surdité et les bourdonnements n'augmentent pas (Lubet-Barbon) : Mais ce seul fait ne nous permet pas d'établir une loi générale.

Les grossesses se sont-elles succédées à de courts intervalles la lactation a-t-elle été prolongée, ce sont autant de causes qui accélèrent la marche de la maladie.

Après une première grossesse, la femme remarque qu'elle ne peut suivre une conversation, elle fait répéter, elle a quelques bruits subjectifs passagers, elle ne souffre pas généralement de ces symptômes, c'est, suivant l'expression de M. Gellé « le riche qui peut subir une perte légère sans s'en ressentir. » (1)

Plus tard, après une nouvelle grossesse, elle voit son infirmité augmenter, elle entend bien la voix de la personne qui parle mais ne distingue plus les sons.

Les bourdonnements l'obsèdent, ils sont plus accentués dans le silence de la nuit au point que quand la malade se couche son sommeil en est retardé.

Après plusieurs grossesses cette femme deviendra peu à peu insensible au son pour n'apprécier que les bruits forts.

____

(1) GELLÉ, *L'audition et ses organes*, 1899, p. 312.

Ces accélérations successives dans la marche de la surdité sont bien dues à la grossesse, s'étant reproduites plusieurs fois dans les mêmes circonstances ; il faut rejeter l'idée d'une simple coïncidence.

Il est fort difficile d'étudier avec quelque précision, la proportion des femmes atteintes de surdité relativement au nombre des nouvelles accouchées. Des statistiques de ce genre ne pourraient être faites que dans des services d'accouchement, mais les femmes n'y restent pas assez de temps pour que l'on puisse faire une statistique sérieuse.

Les documents sont plus précis quand il s'agit de déterminer le nombre des cas de sclérose de la caisse augmentés ou apparus après la grossesse proportionnellement à un certain nombre de scléroses.

Nous voyons que presque toutes les jeunes femmes atteintes de sclérose font remonter leur affection à une grossesse ou ont vu leur maladie s'aggraver à la suite de la gestation.

Cette division des troubles de l'audition en troubles survenant pendant la grossesse et en troubles apparus après la grossesse, est un peu schématique. Nous l'avons adoptée pour la facilité de la description. Cliniquement, on peut constater des bruits subjectifs et de la diminution de l'audition pendant la gestation chez des femmes dont les troubles s'aggraveront après l'accouchement.

Nous avons voulu faire ressortir que si une femme a présenté des troubles de l'ouïe pendant la grossesse, on ne devait pas conclure que ces troubles s'accentueraient après l'accouchement et inversement une femme dont l'affection augmente à la suite de la grossesse ne verra pas nécessairement ses troubles de l'ouïe devenir plus intenses pendant le cours d'une autre gestation.

Rappelons aussi que si une jeune femme a eu une affection des oreilles dans son enfance, la maternité ne sera pas toujours pour elle l'occasion d'une nouvelle atteinte. On peut voir également des femmes dont l'audition est diminuée, qui ne trouvent dans leur état aucun changement, soit pendant la grossesse, soit après l'accouchement.

Surdité et bourdonnements d'oreille, tels sont les deux symptômes dont se plaignent les malades et pour lesquels elles viennent consulter. Nous avons rarement rencontré des douleurs dans la région auriculaire : les vertiges sont exceptionnels. Si on interroge ces malades, nous ne trouvons pas généralement d'antécédents héréditaires ; il n'y a pas de sourds dans leur famille. Elles ne présentent pas de paracousie de Willis, phénomène qu'on observe souvent dans la sclérose de l'oreille moyenne et qui est d'un fâcheux pronostic. A l'examen du tympan, on trouve souvent une membrane normale comme situation sans raccourcissement du manche, sans pli postérieur, le triangle lumineux est normal : généralement lactescente, elle présente des plaques calcaires dans son épaisseur ; elle est parfois transparente et laisse voir l'enclume. La mobilité est normale, le manche suit les déplacements de la membrane, il n'y a donc pas d'ankylose des osselets.

A l'auscultation la trompe est libre, la douche d'air

passe facilement mais sans produire le souffle, large et sec, caractéristique de la sclérose pure.

L'examen avec le diapason montre bien qu'il s'agit d'une lésion de l'oreille moyenne, l'oreille interne n'é-tant pas atteinte.

S'agit-il de sclérose proprement dite ? Cette affection, qui est probablement une trophonévrose du trijumeau, s'accompagne souvent de gêne dans la région de l'oreille ; le malade se plaint de fatigue des yeux, de pesanteur de la région sourcilière, de sécheresse du conduit, de douleurs à la région mastoïdienne s'étendant aux muscles qui en dépendent. Le nez est large, le pharynx est sec, la trompe présente une largeur inaccoutumée. Cette sclérose, souvent héréditaire, s'accompagne de vertiges violents, le malade entend mieux au milieu du bruit (paracousie de Willis). Nous n'avons généralement pas observé ces symptômes, aussi sommes nous plutôt porté à ranger dans le groupe des otites scléreuses l'affection de l'oreille que l'on constate après la grossesse.

On groupe sous ce nom d'otites scléreuses, les otites sèches dues soit à des affections locales du naso-pharynx, de la trompe et de la caisse et dans ce cas la membrane peut avoir conservé une concavité anormale due à des adhérences, soit à des affections générales : la goutte, le rhumatisme, etc., la membrane présentant dans ce dernier cas son aspect normal.

En clinique, les affections scléreuses de l'oreille moyenne et la sclérose proprement dite ne présentent pas des caractères aussi tranchés. Cette dernière peut être aggravée par une affection locale ou une maladie générale.

La grossesse peut, par les modifications qu'elle apporte dans l'organisme, accelérer la marche de la sclérose pure, mais nous pensons que le plus souvent il s'agit d'une otite scléreuse due à un changement causé par la grossesse dans l'état de l'oreille moyenne.

CHAPITRE III

Pathogénie.

___

La grossesse imprime à l'organisme tout entier des modifications profondes.

Pendant le temps de la gestation, la femme peut éprouver des troubles nombreux (1).

On attribue généralement ces troubles à la distension de la matrice par le produit de la conception. Aux modifications survenues dans le sang, modifications dans ses parties constitutives et dans sa quantité : la masse sanguine augmentée de volume produit dans les vaisseaux une tension vasculaire plus marquée qu'en dehors de la gravidité. C'est la pléthore de la femme enceinte.

On peut incriminer aussi les troubles de l'innervation résultant soit des troubles de la circulation, soit du développement de l'utérus qui produit une certaine excitation des extrémités nerveuses qui se transmettrait à tout le système ganglionnaire. Par suite de cet ébranlement nerveux, tous les organes peuvent subir des troubles fonctionnels. On peut se demander si beaucoup de phéno-

___

(1) Nous avons recherché ces troubles, chez les femmes que nous avons examinées : mais la plupart ne s'étaient jamais si bien portées que pendant leur gestation : beaucoup n'ont même pas eu de vomissements.

mènes constatés pendant la grossesse ne sont pas dûs à des troubles trophiques analogues à ceux qui produisent les vergetures (1).

On considère encore souvent la plupart des symptômes pathologiques observés pendant la grossesse comme une manifestation de l'autointoxication gravidique que M. le Professeur Pinard appelle l'hépato-toxémie gravidique.

Avouons notre ignorance sur la cause intime qui fait que certaines femmes ont des troubles de l'audition à la suite de leur grossesse tandis que d'autres n'en ont pas. Faut-il admettre que les filets du sympathique irrités par le développement de l'utérus, produisent une perturbation du système vaso-moteur amenant une congestion de la muqueuse, de la caisse et de la trompe.

Congestion d'autant plus facile que tout le système vasculaire est dans un état de tension anormale.

Ce seraient les troubles de l'innervation et la phéthore qu'il faudrait accuser car il est peu probable que la phéthore à elle seule puisse être la cause de la congestion de la muqueuse.

Nous pensons que c'est cette congestion, survenant dans le cours de la grossesse, qu'il faut incriminer. Pendant la grossesse, nous avons constaté que le calibre de la trompe était souvent rétréci, mais généralement pas assez diminué pour amener son oblitération.

La congestion, prolongée pendant plusieurs mois, peut disparaître après l'accouchement sans laisser de traces. Dans le cas d'avortement (observation I), la congestion durant moins de temps que dans une grossesse normale,

(1) RIBEMONT-DESSAIGNES ET LEPAGE, *Précis d'obstétrique*, p. 635.

il n'y a pas d'aggravation de la sclérose. Mais dans certains cas, la congestion peut entraîner des modifications dans la structure de la muqueuse. L'hypérémie s'accompagnant d'exsudation d'un plasma dans lequel se développent les éléments du tissu cellulaire ; il y a prolifération du tissu conjonctif, il devient fibreux et, par son exubérance, autant que par la force de rétraction dont il est doué, il produit l'étranglement des filets nerveux de la muqueuse, déterminant par compression des extrémités nerveuses un trouble trophique d'où résulte la sclérose de la caisse.

A une grossesse suivante, une nouvelle congestion prolongée amène, après l'accouchement, une aggravation de la maladie.

Mais pourquoi la sclérose de l'oreille moyenne apparait-elle, chez certaines femmes, après la grossesse, alors qu'on voit des femmes présenter des troubles de l'ouïe légers pendant la gestation, qui disparaissent sans traces après l'accouchement ?

On peut penser que la grossesse ne joue ici qu'un rôle secondaire, la véritable cause serait une diathèse, le rhumatisme, l'arthritisme par exemple.

Il est incontestable qu'une affection antérieure de l'oreille déterminera chez la femme un *locus minoris resistensiæ* qui favorisera le développement de la maladie.

On peut encore incriminer l'affaiblissement causé par des grossesses répétées à de courts intervalles et par l'allaitement prolongé.

CHAPITRE IV

Traitement.

Par le traitement habituel de la sclérose de l'oreille moyenne longtemps prolongé, nous avons pu amener une légère amélioration dans l'état de quelques malades.

La description des procédés thérapeutiques que nous avons employés se trouve tout au long dans les divers traités d'otologie. Nous nous contenterons de les citer, n'ayant pas l'intention de faire ici le traitement de la sclérose en général.

Le premier traitement à essayer est la douche d'air par le procédé de Politzer. On peut l'employer quand pour une cause quelconque, rare, il est vrai, on ne peut pratiquer le cathétérisme. La douche d'air a aussi l'avantage de pouvoir être donnée au malade par quelqu'un de son entourage.

Ce traitement ne remplace pas le cathétérisme qui donne des résultats plus positifs et plus sûrs. Nous avons ordinairement fait suivre le cathétérisme de l'injection dans le trompe d'huile de vaseline stérilisée.

Dans quelques cas, au lieu de projeter le liquide, nous l'avons porté directement dans la trompe en introduisant dans le cathéter une bougie filiforme préalablement trempée dans la solution suivante :

Iode métalloïde, 1 gramme.
Iodure de potassium, 2 grammes.
Glycérine pure, 50 grammes.

Nous avons encore agi sur la caisse par le conduit en pratiquant le massage de la membrane à l'aide du spéculum pneumatique de Siegle.

En même temps que nous appliquions ces divers traitements, nous nous rendions compte de l'état du pharynx et des fosses nasales et nous avons soigné les affections que nous avons rencontrées dans ces régions.

Quelle conduite le médecin doit-il tenir en présence d'une jeune fille atteinte de sclérose de l'oreille moyenne ? Doit-il autoriser le mariage ?

Il existait autrefois un préjugé qui consistait à ne pas soigner les affections des oreilles chez les jeunes filles, parce qu'elles disparaissent d'elles-mêmes après le mariage ; nous pensons le contraire : que les femmes atteintes de sclérose de l'oreille moyenne voient généralement leur affection s'aggraver après la grossesse. Le médecin doit faire connaître cette aggravation de la maladie aux personnes intéressées. Mais ici, comme dans beaucoup d'autres cas en médecine, on ne saurait donner de règle précise. C'est au tact et à la prudence du médecin qu'il faut faire appel.

La femme vient-elle consulter parce que ses troubles de l'ouïe s'aggravent après chaque grossesse ? Dans de semblables conditions, si la malade veut conserver l'ouïe, elle devra remplir avec le moins de rigueur possible les fonctions de la maternité et le degré de la maladie réglera à lui seul la latitude qui lui sera laissée à cet égard. Le médecin connaissant les graves inconvénients des grossesses trop fréquentes, ne craindra pas de formuler sur ce point délicat des conseils dont on ne saurait méconnaître l'importance.

Tout le monde considère la surdité comme une des infirmités les plus désagréables surtout à l'âge où ces femmes en sont atteintes pendant leur jeunesse, la période la plus active de leur existence et au moment où elles ont besoin de concentrer toute leur attention sur leurs enfants. La surdité entrave, non-seulement les rapports de la vie, mais elle peut les rendre tout à fait impossibles.

Le plaisir de la conversation avec ses enfants, avec ceux qui l'entourent, voilà ce qui est perdu pour la femme qui ne peut saisir que quelques paroles criées à l'oreille. Le nombre de ses enfants augmente, son audition diminue. Elle devient triste et renonce à ses relations qui sont un des plus grands bonheurs de la vie.

Dans certains cas le médecin sera obligé d'interdire l'allaitement maternel ou tout au moins devra le surveiller. L'allaitement prolongé nous ayant paru dans quelques cas accélérer la marche de la maladie, on ne saurait le permettre à la jeune femme quand les troubles de l'ouïe se sont aggravés pendant un allaitement antérieur.

OBSERVATIONS

Observation I (1).

M. P..., 36 ans. La surdité a débuté, il y a douze ans, après une première grossesse, par l'oreille droite. La malade a nourri son enfant.

Fausse-couche deux ans après, à 3 mois, sans augmentation de la surdité.

En 1891, troisième grossesse après laquelle il y a augmentation de la surdité du côté droit.

En 1894, quatrième grossesse. Début de la surdité du côté gauche.

A la cinquième, en 1896, l'oreille droite s'est perdue et l'oreille gauche s'est prise davantage.

A la sixième, surdité complète des deux côtés avec augmentation pendant et après la grossesse.

Depuis quatorze mois, augmentation très considérable de la surdité, mais peu de bourdonnements.

Membranes blanchâtres avec début de plaques calcaires.

Manche du marteau épaissi et en saillie sur toute la longueur. Triangle déplacé.

Weber (2) latéralisé à droite. Rinne négatif. Bonne audition des bruits, surtout à gauche.

Acoumètre à 3 mètres à gauche, à droite à 15 centimères.

Mauvaise audition des sons graves; bonne pour les sons aigus.

Peu d'amélioration par le cathétérisme.

(1) Observation due à l'obligeance de M. le Dr LUBET-BARBON.

(2) L'épreuve de Weber compare l'audition au contact pour les deux oreilles. Weber avait constaté que le diapason appliqué sur la ligne médiane de la tête était également bien entendu des deux oreilles à l'état normal. Quand il existe une lésion de l'appareil de transmission dans une oreille, le malade entend mieux le diapason de ce côté que dans l'oreille saine. Si les deux oreilles sont atteintes, le diapason est plus entendu du côté le plus malade. L'audition plus forte du côté sain permet de soupçonner une affection du labyrinthe.

Observation II (1).

O. S..., 32 ans. Bourdonnements dans l'oreille gauche depuis dix ans, à la suite d'un accouchement aggravé par un suivant.

Mauvaise audition de ce côté ; vertiges fréquents ; neurasthénie.

Weber indifférent.

Rinne négatif (2).

Schwabach indifférent.

Bourdonnements légers améliorés par le cathétérisme ; l'audition ne l'est pas : acoumètre à 30 centimètres. Voix chuchotée non entendue.

Observation III (3).

P..., 43 ans.

Pas d'antécédents.

(1) Observation due à l'obligeance de M. le Dr Lubet-Barbon. .

(2) L'épreuve de Rinne compare l'audition par contact à l'audition aérienne pour une même oreille.

Cette expérience est basée sur ce fait que le diapason s'entend plus longtemps à l'oreille que sur le crâne, quand l'oreille est saine. Quand l'oreille est malade et que les choses se passent de même (Rinne positif), c'est l'oreille interne qui est atteinte. Quand la perception osseuse domine l'aérienne, c'est que l'appareil de transmission est frappé (Rinne négatif).

L'épreuve de Schwabach compare l'audition au contact d'un sujet à l'audition normale. Le diapason en vibration est appliqué sur l'apophyse mastoïde du malade qui indique le moment précis où il cesse de percevoir le diapason. L'opérateur applique alors le diapason sur son apophyse mastoïde. Deux cas peuvent se présenter : il entend encore le diapason quelque temps, donc la conduction osseuse est diminuée chez le malade, et l'oreille interne est atteinte ; où il n'entend plus le diapason quand le malade l'entend encore : c'est l'appareil de transmission qui est atteint. Cette épreuve est, dans certains cas, le complément nécessaire de l'épreuve de Rinne.

(3) Cette observation et les suivantes sont personnelles et inédites.

Les observations 3, 4, 5, 7, 8, 9, 11, 12, 14, 15, 16, 15, 16, 17, 23, 24, 26, 30, 31, ont été recueillies à la Clinique de MM. Lubet-Barbon et Martin.

Les observations 6, 10, 13, 22, 24, 34, à la Maternité de la Pitié, dans le service de M. Lepage.

Les observations 18, 19, 21, 25, 27, 28, 29, 32, 33, à l'Asile Michelet.

Début de la surdité, il y a quatre ans, un mois environ après l'accouchement.

Cette femme ne pouvait supporter les cris de son bébé (sons aigus).

La surdité marche progressivement ; pas de bourdonnement.

Vient consulter à la clinique de MM. Lubet-Barbon et Martin, le 2 mai 1899.

Weber plus fort à droite.

Rinne négatif.

Conduction osseuse prolongée.

Montre entendue $\frac{A C}{150}$ à gauche, à $\frac{15\,cm}{150}$ à droite (1).

Les deux membranes sont légèrement enfoncées ; la droite est transparente.

Pharyngite.

La douche d'air passe bien, mais n'amène pas d'amélioration.

La malade revient plusieurs fois. Badigeonnage iodé du pharynx ; injection d'huile de vaseline dans la caisse. Pas de modification dans l'audition.

OBSERVATION IV.

Mme H.... 24 ans.

Se plaint de surdité depuis huit ans environ. N'a jamais été traitée.

Au moment de ses couches, augmentation de la surdité.

Le 31 janvier 1899, on trouve :

Membranes normales.

Voix chuchotée non entendue.

______

(1) Pour pratiquer l'examen de l'audition avec la montre, il faut avoir déterminé à l'avance à quelle distance maxima la montre dont on se sert est entendue d'une oreille normale : soit 200 centimètres. Sans que le malade la voie, on l'approche peu à peu de son oreille, jusqu'à ce qu'il l'entende : soit 30 centimètres. On indique le résultat obtenu par une fraction ayant pour numérateur la distance à laquelle entend l'oreille malade et pour dénominateur la distance à laquelle entend une oreille saine. Si la montre n'est entendue qu'à la conque, on l'indique par l'expression *ad concham* $\left(\frac{A C}{200}\right)$.

Montre seulement entendue au contact.

Weber latéralisé dans l'oreille droite. Rinne négatif. Le diapason n'est pas perçu quand on le présente à l'oreille.

Rien à noter au nez, au pharynx.

Amélioration par le cathétérisme et par l'huile de vaseline.

OBSERVATION V.

Hortense B..., 25 ans, cuisinière.

Vient consulter pour des bourdonnements et de la surdité dont elle est gênée, surtout depuis quatre mois.

Pas d'antécédents.

A ses premières règles, bourdonnements dans les oreilles qui se répétaient à chaque menstruation.

Accouchée en juin 1898; rien pendant la grossesse. Ne nourrit pas. Accouche pour la deuxième fois le 20 novembre 1899. Elle travaille jusqu'à la fin de sa grossesse et elle est très fatiguée.

S'est aperçue qu'elle devenait plus sourde deux mois environ après son accouchement.

La surdité augmente au moment des règles et quand le temps est humide.

Examen de l'audition le 9 mars 1900.

Weber plus fort à droite.

Conduction osseuse prolongée.

Rinne négatif.

Montre entendue $\frac{AC}{150}$ à droite; à $\frac{3cm}{150}$ à gauche.

N'entend pas nettement la voix chuchotée.

Membranes normales.

Pharynx granuleux.

Peu d'amélioration pendant le traitement.

OBSERVATION VI.

Rosalie G..., 36 ans, ménagère.

Accouchée de son quatrième enfant le 2 décembre 1899, à la Maternité de la Pitié.

Date des accouchements antérieurs : 1881, 1890 et 1892.

Elle a nourri tous ses enfants.

Fait remonter le début de sa surdité à une quinzaine d'années : elle aurait augmenté à la suite de chaque grossesse.

Elle a été soignée, il y a quelques années, sans amélioration.

Actuellement : montre non entendue à droite, à gauche $\frac{5cm}{150}$.

Rinne négatif.

Conduction osseuse normale.

Membrane droite lactescente, mais normale comme situation ; membrane gauche normale.

Trompe perméable ; nez et pharynx normaux.

OBSERVATION VII.

H..., 59 ans.

Vient consulter à la clinique de MM. Lubet-Barbon et Martin, se plaignant de surdité.

Abcès de l'oreille, il y a vingt ans.

Début de la surdité après la dernière grossesse.

Membranes normales.

Rinne négatif.

Conduction osseuse normale.

La malade est améliorée à la longue par le cathétérisme qui donne à l'auscultation un souffle large des deux côtés.

OBSERVATION VIII.

S..., 20 ans.

Surdité bilatérale depuis sa première couche, à 21 ans, augmentée aux deux couches suivantes.

Examen le 30 septembre 1897 :

La voix haute est assez bien entendue. La voix chuchotée n'est pas entendue. La montre n'est pas entendue à gauche : un peu seulement à droite *ad concham*.

Weber à droite.

HELOT.   3

Rinne négatif des deux côtés.

La conduction osseuse est bonne.

Les membranes sont un peu enfoncées ; elles sont mobiles.

Après le cathétérisme, la malade entend mieux, sans que les épreuves révèlent de changements.

OBSERVATION IX.

T..., 28 ans.

Surdité progressive depuis trois ans, ayant débuté au moment de la dernière grossesse.

Examen le 9 mars 1897.

La montre est entendue à $\frac{8\,cm}{150}$ à droite, elle n'est pas entendue à gauche, au contact.

Weber latéralisé dans l'oreille gauche.

Rinne négatif des deux côtés.

La voix haute est assez bien entendue, la voix chuchotée est perçue à 10 centimètres à gauche, à 50 à droite.

Les membranes sont normales.

OBSERVATION X.

Anna M..., 20 ans, domestique.

Père très sourd.

A 5 ans, otite suppurée ayant duré quelques mois.

Accouchée le 20 novembre 1899, dans le service de M. Lepage, à la Pitié.

Etant enceinte de cinq mois environ, elle a eu des bourdonnements dans les deux oreilles, s'accompagnant de diminution de l'audition.

L'état reste stationnaire jusqu'à l'accouchement.

Examinée le 21 novembre, elle entend la montre à $\frac{35\,cm}{150}$ à droite, $\frac{45\,cm}{150}$ à gauche.

Les bourdonnements ont disparu.

Le Weber ne donne pas de renseignement.

Rinne positif. Conduction osseuse normale.

Membrane droite normale; petite plaque calcaire au niveau de l'ombilic; la membrane gauche est légèrement opaque.

Rien au pharynx et au nez.

Pas d'amélioration par la douche d'air.

La malade quitte le service le 2 décembre avec diminution de l'audition à la montre à droite et à gauche.

OBSERVATION XI.

P..., 36 ans.

Surdité survenue pendant une grossesse, et surtout dans les quelques jours qui ont suivi l'accouchement.

La montre n'est pas entendue, la voix chuchotée l'est très mal.

Rinne négatif.

Conduction osseuse normale.

Membranes normales.

OBSERVATION XII.

L..., 35 ans.

Surdité bilatérale depuis longtemps augmentée au moment des grossesses (quatre).

Fréquents maux de gorge dans l'enfance.

Examen le 1er avril 1897.

La montre est entendue à $\frac{40\,cm}{150}$ des deux côtés; la voix chuchotée à 25 centimètres.

Weber indifférent.

Conduction osseuse légèrement prolongée.

Rinne négatif des deux côtés.

Les membranes sont enfoncées.

Rien au nez, au pharynx.

Après cathétérisme, la malade a la sensation d'oreille débouchée, et l'audition est meilleure.

Observation XIII.

S..., 30 ans, raffineuse. A eu cinq enfants, en neuf ans, qu'elle a tous nourris.

Accouchée pour la dernière fois à la Pitié, dans le service de M. Lepage.

Elle se souvient d'avoir eu des bourdonnements d'oreille, étant jeune fille, mais ne s'est pas aperçue, à cette époque, de la diminution de l'audition.

La surdité a débuté à la suite de la quatrième grossesse; elle a augmenté, ainsi que les bruits, pendant la dernière. Actuellement, les bruits ont disparu.

Le 25 novembre 1899, à l'examen de l'audition, nous trouvons :

Montre entendue à gauche à $\frac{10\,cm}{150}$, à droite à $\frac{15\,cm}{150}$.

Rinne positif.

Conduction osseuse normale.

Membranes normales.

Pas de lésion du nez et du pharynx.

La douche d'air passe bien.

Observation XIV.

C..., 30 ans.

Surdité et bourdonnements depuis une dizaine d'années. Quatre grossesses. La surdité est postérieure à la première grossesse. Cette femme n'a pas nourri. La surdité a augmenté aux grossesses suivantes.

La malade a été soignée pendant deux ans avec amélioration.

Examen le 23 janvier 1900.

Weber indifférent.

Rinne négatif.

Conduction osseuse normale.

Montre $\frac{A\,C}{150}$ des deux côtés.

Les membranes sont légèrement enfoncées des deux côtés; leur mobilité est diminuée.

La douche d'air passe bien à droite, difficilement à gauche.

Pharynx granuleux.

Les badigeonnages de la voûte avec la glycérine iodée, le cathétérisme suivi d'injection d'huile de vaseline dans la caisse, pratiqués depuis plusieurs mois, amènent la disparition des bourdonnements et une légère amélioration dans l'audition.

OBSERVATION XV.

L..., 29 ans.

Surdité depuis 7 ans environ s'accompagnant de bourdonnements intermittents. Pendant une grossesse (1894) la surdité s'est accrue considérablement et même pendant l'allaitement.

Paracousie de Willis.

Voix chuchotée non entendue.

Montre $\frac{A C}{150}$ des deux côtés.

Rinne négatif des deux côtés.

Les membranes sont normales.

La douche d'air passe bien.

OBSERVATION XVI.

S..., 26 ans.

Surdité venue progressivement. Deux grossesses. Après l'accouchement, la surdité a considérablement augmenté.

Paracousie de Willis.

Entend les sons perçants.

Weber non localisé.

Rinne négatif des deux côtés.

Montre pas entendue.

Tympans légèrement enfoncés.

Catarrhe atrophique du pharynx.

Hypertrophie des deux cornets inférieurs.

Bourdonnements à gauche.

Pas d'amélioration par le cathétérisme.

Observation XVII.

L..., 30 ans.

Surdité de l'oreille gauche depuis plusieurs années, s'accompagnant de bourdonnements. L'oreille droite se prend à son tour depuis quelque temps. Augmentation à chaque grossesse (trois).

Montre à $\frac{50\,cm}{150}$ à droite, à gauche $\frac{A\,C}{150}$.

Voix chuchotée à 30 centimètres à droite.

Weber sans localisation nette.

Rinne négatif des deux côtés.

Membranes normales.

Douche d'air passe bien.

Observation XVIII.

Marie R..., 31 ans.

Bourdonnements à gauche au moment des règles.

Pas de changement dans l'audition aux deux premières grossesses.

Enceinte depuis le mois de mars.

Depuis le mois d'avril, surdité et bourdonnements.

Actuellement 6 décembre 1899 :

Weber plus fort dans l'oreille gauche.

Rinne positif.

Montre à $\frac{50\,cm}{150}$ à droite, à $\frac{45\,cm}{150}$ à gauche.

Conduction osseuse normale.

Entend mieux les sons aigus que les sons graves.

Membrane gauche normale, la droite est légèrement enfoncée.

Catarrhe chronique des fosses nasales. Pharyngite.

Le 22 décembre, la malade est accouchée depuis plusieurs jours et nous ne constatons pas d'amélioration dans l'audition.

Observation XIX.

D..., 29 ans.

Trois enfants en cinq ans.

N'a jamais très bien entendu.

Enceinte, pour la troisième fois, depuis le mois de juin 1899.

Depuis le cinquième mois de sa grossesse, la surdité et les bourdonnements ont augmenté. Elle fait répéter.

Rinne positif : conduction osseuse normale.

Montre entendue à $\frac{50\,cm}{150}$ des deux côtés.

Membranes enfoncées, à droite surtout.

Pas de triangle lumineux.

Pharyngite.

Pas de modification par le cathétérisme.

OBSERVATION XX.

Alexandrine G..., 27 ans.

Premier enfant à 16 ans ; bourdonnements et surdité pendant la grossesse.

Dernières règles le 19 février 1899.

Depuis le début de la grossesse, la surdité a beaucoup augmenté.

Vomissements fréquents.

Montre à $\frac{30\,cm}{150}$ des deux côtés.

Entend bien la voix chuchotée.

Weber indifférent.

Rinne positif : conduction osseuse normale.

Membranes normales.

Nez et pharynx normaux.

Douche d'air passe bien.

Vue après l'accouchement ; l'audition ne présente pas de changement, les bourdonnements existent toujours, ils sont plus forts dans l'oreille gauche que dans la droite.

Le Weber est plus fort à gauche.

OBSERVATION XXI.

Juliette L..., 22 ans.

Accouchée pour la première fois le 21 mars 1895, a nourri son enfant et un autre enfant, pendant un an. Un mois après le début de l'allaitement, bourdonnement et surdité.

Quand elle a cessé de nourrir, amélioration de l'audition.

Actuellement enceinte de 7 mois, n'a pas eu de bourdonnements et de surdité depuis le début de sa grossesse.

Rinne positif.

Conduction osseuse normale.

Membranes normales : triangle lumineux un peu déplacé à droite.

Montre entendue à $\frac{20\,cm}{150}$ à droite à $\frac{80\,cm}{150}$ à gauche.

OBSERVATION XXII.

Joséphine T. . ., 19 ans.

Entend mal depuis son enfance, elle est devenue plus sourde depuis qu'elle est enceinte.

Accouche le 17 janvier 1900 à la Maternité de la Pitié, dans le service de M. Lepage.

Vue quelques jours après l'accouchement, elle n'accuse pas de changement dans l'audition.

Montre entendue $\frac{A\,C}{150}$ à gauche $\frac{5\,cm}{150}$ à droite.

Weber localisé dans l'oreille gauche.

Rinne négatif.

Conduction osseuse normale.

Membranes normales.

Catarrhe chronique des fosses nasales.

La douche d'air passe sans produire un souffle large et sec.

OBSERVATION XXII.

J. . . , 39 ans.

Vient consulter à la clinique de MM. Lubet-Barbon et Martin, se plaignant de surdité et de bourdonnements depuis une dizaine d'années : augmentés par deux grossesses.

Montre entendue $\frac{A\,C}{150}$ des deux côtés.

Voix chuchotée non entendue.

Rinne négatif.

Conduction osseuse normale.

Nez large avec cornets moyens polypoïdes.

Pharynx garni de mucosités.

Après, insufflation d'acide borique pour nettoyer le nez et le pharynx, cathétérisme qui améliore un peu l'audition.

OBSERVATION XXIV.

D..., 35 ans.

Vient consulter à la clinique de MM. Lubet-Barbon et Martin, se plaignant de surdité progressive depuis cinq ans. Elle a été déjà soignée et améliorée par le cathétérisme.

Pas d'antécédent.

L'audition était normale avant la première grossesse. Pendant cette grossesse elle a eu de nombreuses névralgies dans la tête. Elle n'a pas eu d'albumine.

La surdité a débuté un mois environ après l'accouchement, pendant l'allaitement qui a duré 18 mois.

En 1893 deuxième grossesse et allaitement.

Après le début de cette seconde grossesse, augmentation des accidents qui se sont accentués surtout depuis l'accouchement. Elle a souffert pendant plusieurs mois de douleurs névralgiques dans toute la région de l'oreille.

Le 16 décembre 1899 :

Weber indifférent.

Rinne négatif.

Montre à $\frac{8\,\text{cm}}{150}$ à gauche, non entendue à droite.

La voix chuchotée n'est pas entendue distinctement.

Conduction osseuse normale.

Conduit très large.

Membranes légèrement enfoncées ; triangle lumineux diminué ; le manche est un peu raccourci : mobilité normale.

Le cathétérisme donne un souffle large.

Injection d'huile de vaseline stérilisée dans la trompe, alternant avec le passage de bougies enduites de glycérine iodée.

Le 30 janvier 1900, la malade trouve une grande amélioration dans son état.

Les bourdonnements diminuent; elle entend mieux la montre.

Le 24 février, en continuant le même traitement et en y joignant le massage de la membrane avec le spéculum de Siegle, nous trouvons une audition de la montre à $\frac{10\,cm}{150}$ des deux côtés.

Le 21 avril, la malade trouve qu'elle entend mieux, mais les bourdonnements persistent toujours.

Observation XXV.

Marie S..., 17 ans.

Sa mère a eu des bourdonnements d'oreille pendant ses grossesses.

Depuis le début de sa grossesse, la malade a des bourdonnements et de la surdité. Elle entend mieux certains jours.

Examen de l'audition : 30 janvier 1900.

Weber indifférent.

Rinne positif.

Montre entendue à $\frac{50\,cm}{150}$ des deux côtés.

Membranes normales; au niveau de l'ombilic, petite plaque calcaire.

Gros cornet inférieur à droite.

Douche d'air passe bien.

Pas d'amélioration après l'accouchement.

Observation XXVI.

B..., 38 ans.

Bourdonnements d'oreilles depuis neuf ans et surdité bilatérale remontant à la naissance d'un enfant.

Montre à $\frac{2\,cm}{150}$ des deux côtés.

Rinne négatif.

Conduction osseuse normale.

Membranes normales.

Nez large et sec.

Pharynx large et sec.

Amélioration par cathétérisme pratiqué pendant plusieurs mois.

OBSERVATION XXVII.

Elise B..., 28 ans, secondipare.

Première grossesse à 21 ans.

La surdité est apparue pendant l'allaitement de son premier enfant. Elle a cessé quand elle n'a plus nourri.

Dernière règle, 22 mai 1899. Elle s'est aperçue, vers le mois de juin, qu'elle entendait moins bien.

Le 27 décembre 1899 :

Weber indifférent.

Rinne positif.

Conduction osseuse normale.

Montre à $\frac{30\,cm}{150}$ à droite, $\frac{50\,cm}{150}$ à gauche.

Membrane gauche normale; membrane droite légèrement enfoncée.

Pharyngite.

Polype du nez à droite.

Cathétérisme passe bien.

OBSERVATION XXVIII.

P..., 38 ans.

N'entend pas bien depuis sa jeunesse; a remarqué qu'à chaque grossesse la surdité augmentait, surtout le dernier mois.

Montre $\frac{A\,C}{150}$ à droite, non entendue à gauche.

Weber plus fort dans l'oreille gauche.

Rinne négatif.

Conduction osseuse normale.

Voix chuchotée non entendue.

Membranes enfoncées non mobiles.

Pharynx normal.

Cathétérisme difficile à faire.

OBSERVATION XXIX.

Angèle D..., 23 ans.

Une sœur sourde depuis plusieurs années.

En 1896, première grossesse avec apparition de la surdité.

Depuis seconde grossesse, augmentation de la surdité.

Examen, 27 décembre 1899 :

Weber plus fort à gauche.

Rinne positif.

Conduction osseuse normale.

Montre à $\frac{30\,cm}{150}$ à droite, à $\frac{25\,cm}{150}$ à gauche.

Membranes normales : mobilité normale.

Douche d'air passe bien.

OBSERVATION XXX.

E..., 24 ans.

Il y a deux ans, s'est aperçue qu'elle entendait moins bien. La surdité a augmenté, il y a un an, à la suite d'une grossesse. A nourri son enfant six mois.

Maux de gorge fréquents.

Examen le 14 décembre 1899.

La montre n'est pas entendue des deux côtés.

Le diapason n'est pas entendu à droite ; il l'est un peu à gauche.

Weber indifférent.

Rinne négatif des deux côtés.

Conduction osseuse légèrement prolongée.

Conduit large.

Membranes transparentes : à droite est un peu enfoncée, à gauche est normale.

Végétations adénoïdes. Gros bourrelets tubaires.

Ablation des végétations.

Morcellement de l'amygdale droite qui est un peu hypertrophiée.

Le cathétérisme ne donne pas de souffle large et sec.

Membranes mobiles.

Glycérine iodé. Huile de vaseline, massage de la membrane. Quatre mois après le début de ce traitement, on trouve une amélioration dans l'audition.

⁂ Observation XXXI.

C..., 35 ans.

Vient consulter à la clinique de MM. Lubet-Barbon et Martin se plaignant de surdité et de bourdonnements accrus au moment de ses grossesses.

Entendait très bien avant sa première grossesse. Elle avait seulement des bourdonnements au moment de ses règles.

Le 26 février 1890, premier accouchement.

Elle n'a pas nourri son enfant. La surdité est apparue au troisième mois de la grossesse.

Le 20 avril 1894, deuxième accouchement.

L'état est stationnaire, la malade n'entend pas très bien, mais peut cependant suivre une conversation.

En mars 1890, troisième accouchement.

La surdité qui avait augmenté dès le début de la grossesse s'est surtout accrue depuis l'accouchement.

Montre et voix chuchotée non entendues.

Weber indifférent.

Rinne négatif.

Conduction osseuse très bonne.

N'entend que la voix très haute et très articulée.

Membranes légèrement enfoncées : le manche est vu en raccourci ; le triangle lumineux est modifié : à droite plaques calcaires au niveau de l'ombilic.

Après le cathétérisme pas de changement dans la situation de la membrane : l'audition est un peu améliorée, mais cette amélioration ne dure pas.

La mobilité de la membrane est diminuée.

Glycérine iodé. Huile de vaseline.

Massage de la membrane.

Au commencement du mois de février, la montre est entendue $\frac{A\,D}{150}$ à droite, elle ne l'est pas à gauche.

Le 20 février, la montre est entendue à $\frac{15\,cm}{150}$ à droite, à $\frac{2\,cm}{150}$ à gauche.

Le 10 mars, les bourdonnements sont très diminués. La montre est entendue à $\frac{30\,cm}{150}$ à droite, à $\frac{10\,cm}{150}$ à gauche. Pas de modification dans l'état des membranes.

OBSERVATION XXXII.

L..., 27 ans.

Première grossesse en 1899; nourrit pendant dix-huit mois. C'est pendant cette grossesse que la surdité et les bourdonnements ont débuté. Pas d'augmentation pendant l'allaitement.

Deuxième grossesse en 1891.

Troisième grossesse en 1897.

Enceinte depuis le mois de mai 1899.

Weber indifférent.

Rinne positif.

Conduction osseuse normale.

- Montre à $\frac{15\,cm}{150}$ à droite, à $\frac{20\,cm}{150}$ à gauche.

Membranes normales.

OBSERVATION XXXIII (1).

Léocadie T..., 34 ans.

Fièvres intermittentes, étant aux colonies.

En 1899, première grossesse. Au début de cette grossesse, a été prise de bourdonnements dans les oreilles, comparables à un bruit de cloche. La malade nous dit que ces bourdonnements étaient parfois si intenses, que quand ils apparaissaient dans la rue, elle s'arrêtait, ayant peur de tomber.

(1) Nous avons publié ici cette observation et la suivante, parce qu'elles

Les bourdonnements sont disparus après l'accouchement : elle a nourri son enfant 27 mois, sans qu'ils se produisent.

Dernières règles, au commencement de mai 1899.

Il n'y a pas eu de bourdonnements depuis la première grossesse.

Après les dernières règles, il n'y a eu qu'un seul coït : cinq ou six jours après elle a été prise de bourdonnements, de surdité, et de vomissements. Elle se demande si elle n'est pas enceinte. Cette idée est confirmée par la disparition des règles.

Les bourdonnements et la surdité augmentent : les bourdonnements sont intermittents : névralgies dans la région de l'oreille.

Vue à l'asile Michelet, le 20 décembre 1899.

Weber indifférent.

Rinne positif.

Conduction osseuse normale.

Montre entendue à $\frac{45\,cm}{150}$ à droite, à $\frac{50\,cm}{150}$ à gauche.

Membranes légèrement enfoncées ; le triangle lumineux est diminué ; raccourcissement du manche ; pas de pli postérieur. Mobilité normale.

Nez sec, avec des croûtes.

La douche d'air amène une amélioration qui ne dure pas.

Le 24 janvier 1900 :

Montre entendue à $\frac{40\,cm}{150}$ des deux côtés.

La malade nous dit que quand elle avale, elle sent son oreille se déboucher.

Même état des membranes.

Observation XXXIV.

Marie B..., 40 ans, ménagère.

Cette femme vient à la consultation de la Maternité de la Pitié, le 1er décembre 1899, pour savoir si elle est enceinte.

Six grossesses normales : une fausse couche de 3 mois.

nous paraissent intéressantes, bien qu'elles ne rentrent pas dans le cadre de notre thèse. Chez ces deux femmes, la surdité est le corollaire habituel de leur grossesse : elle vient confirmer le diagnostic.

A partir de la troisième grossesse : surdité et bourdonnements, pendant la grossesse : ne se produisant pas entre les grossesses et pendant l'allaitement.

Dernières règles, le 30 août 1899.

Le 15 octobre : hémorragie.

Cette femme pense qu'elle n'est pas enceinte, parce qu'elle n'a pas les phénomènes sympathiques de la grossesse, en particulier parce qu'elle n'a pas de bourdonnements dans les oreilles.

M. Lepage trouve l'utérus remontant à 8 centimètres au-dessus de la symphyse pubienne et pense qu'il s'agit d'un utérus gravide. Au toucher l'utérus est gros, un peu irrégulier en avant et en arrière, on a la sensation d'une tumeur mollasse au fond de l'utérus : le col est un peu ramolli. Douleurs assez vives au niveau des annexes droites.

Examen de l'audition.

Weber indifférent.

Rinne positif.

Conduction osseuse normale.

Montre à $\frac{33\,cm}{150}$ à droite, à $\frac{40\,cm}{150}$ à gauche.

Membranes normales.

Nous revoyons cette femme le 9 mai 1900.

Elle est sur le point d'accoucher.

Pendant le cours de sa grossesse, elle a perdu plusieurs fois du sang, principalement aux époques qui correspondent à celles des règles.

Les bourdonnements sont apparus quelques jours après sa venue à la Pitié : ils sont moins forts à cette grossesse qu'aux précédentes : la femme est aussi moins sourde. On peut attribuer la surdité moindre et les bourdonnements moins intenses qu'aux grossesses précédentes, aux hémorragies qui se sont produites pendant la grossesse.

Nous n'avons pu pratiquer l'examen de l'audition.

CONCLUSIONS

1° Il se produit parfois pendant la grossesse des troubles de l'ouïe consistant en bruits subjectifs et en diminution de l'acuité auditive.

Ces accidents ne rentrent pas dans l'étude de la sclérose de l'oreille moyenne, ils sont plutôt dus à une obstruction de la trompe d'Eustache. Ils disparaissent avec la grossesse et ne nécessitent pas l'intervention du médecin.

2° La sclérose de l'oreille moyenne peut apparaître après l'accouchement. Beaucoup de malades font remonter l'origine de leur affection à une grossesse. Si la maladie existait déjà, elle s'aggravera après la gestation.

3° On peut attribuer ces accidents au phénomène de congestion, à la pléthore, aux troubles de l'innervation qui surviennent pendant la grossesse, amenant après la délivrance des troubles trophiques de la caisse.

4° La maladie est améliorable par le traitement habituel de la sclérose.

BIBLIOTHÈQUE NATIONALE R.F.

BIBLIOGRAPHIE

Baratoux. Des affections auriculaires et de leur rapport avec celles de l'utérus. *Trib. méd.*, 1879-1880.

Cazeaux, *Traité théorique et pratique de l'art des accouchements*, 1858.

Chauveau (Léopold). *Etude critique des opérations pratiquées dans la caisse pour remédier à la surdité chez les sujets atteints d'otite chronique non suppurée.* Thèse de Paris, 1899.

Garnault. *Précis des maladies des oreilles*, 1895.

Gellé. *Précis des maladies de l'oreille*, 1885.

Goubelly. *Connaissances nécessaires sur la grossesse et les maladies laiteuses*, 1785.

Guerder. *Manuel pratique des maladies de l'oreille*, 1883.

Hartmann. *Les maladies de l'oreille et leur traitement*, 1890.

Hervieux. *Maladies puerpérales*, 1870.

Hippocrate. *Œuvres complètes.* Traduction de Littré.

Hubert. *Cours d'accouchement professé à l'Université catholique de Louvain*, publié par son fils, 1869.

Itard. *Dictionnaire des sciences médicales*, Article Surdité.

Kramer. *Maladies de l'oreille*, 1848.

Ladrelt de Lacharrière. *Dictionnaire encyclopédique des sciences médicales*, Article Surdité.

Lever. Recherches sur les troubles nerveux liés à la grossesse et à l'accouchement, *Guy's Hospital Reports*, 1847.

Miot et Baratoux. *Traité théorique et pratique des maladies des oreillles et du nez*, 1891.

Politzer. *Maladies de l'oreille*, 1884.

Portal. *Traité de l'apoplexie*, 1812.

Saissy. *Essai sur les maladies des oreilles*, 1827.

Schamlz. *Traité de la conservation de l'ouïe*, 1839.

Trœltsch. *Traité pratique des maladies de l'oreille.*

Urbantschitsch. *Traité des maladies de l'oreille.*

Saint-Brieuc. — Imprimerie Francisque Guyon, 1163-1900.

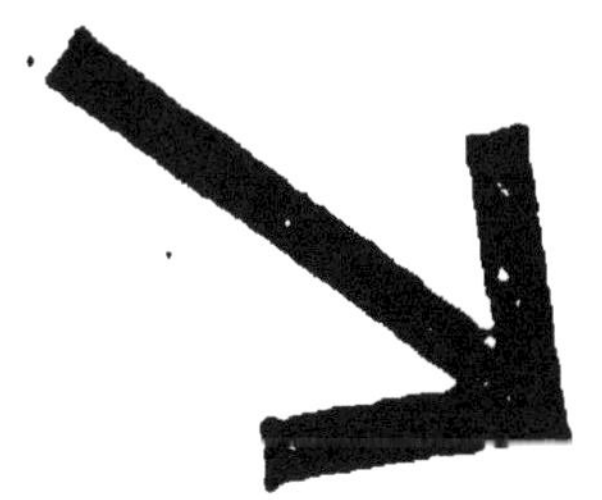

Documents manquants (pages, cahiers...)
NF Z 43-120-13

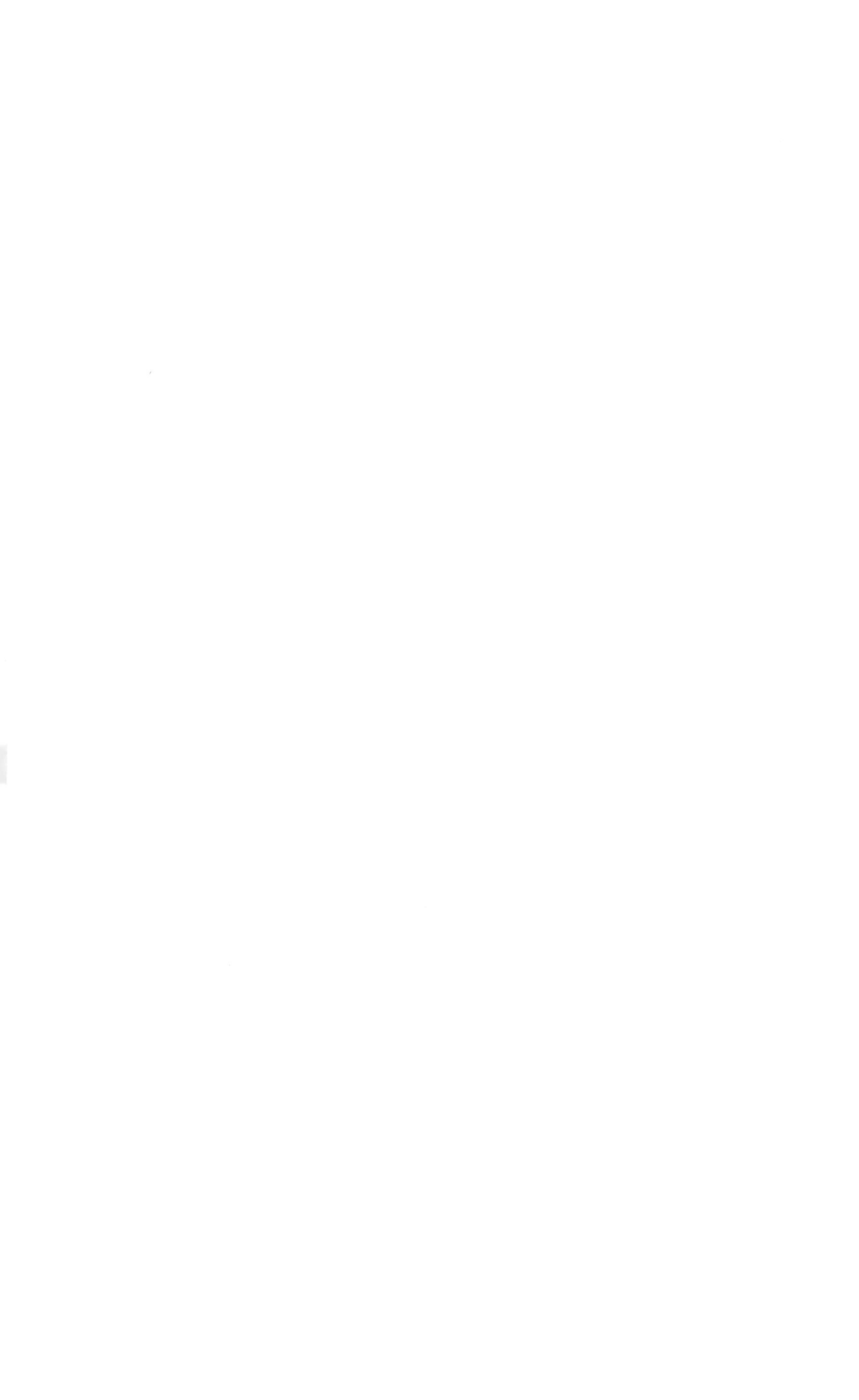

www.ingramcontent.com/pod-product-compliance
Ingram Content Group UK Ltd.
Pitfield, Milton Keynes, MK11 3LW, UK
UKHW022316120726
13694UKWH00004B/1443